Brigitte Pregenzer

Die Hildegard-Fastenwoche

MIX
Papier aus verantwortungsvollen Quellen
FSC® C014138

Nachhaltige Produktion ist uns ein Anliegen; wir möchten die Belastung unserer Mitwelt so gering wie möglich halten. Über unsere Druckereien garantieren wir ein hohes Maß an Umweltverträglichkeit: Wir lassen ausschließlich auf FSC®-Papieren aus verantwortungsvollen Quellen drucken und verwenden Farben auf Pflanzenölbasis.
Wir produzieren in Österreich und im nahen europäischen Ausland, auf Produktionen in Fernost verzichten wir ganz.

Mitglied der Verlagsgruppe „engagement"

Fotos: Brigitte Pregenzer
Layout und digitale Gestaltung: Tyrolia-Verlag, Innsbruck
Lithografie: Artilitho, Trento (I)
Druck und Bindung: Finidr, Tschechien
ISBN 978-3-7022-4025-7
E-Mail: buchverlag@tyrolia.at
Internet: www.tyrolia-verlag.at

Brigitte Pregenzer

Die Hildegard-Fastenwoche

Ein kleiner Begleiter

Tyrolia-Verlag · Innsbruck-Wien

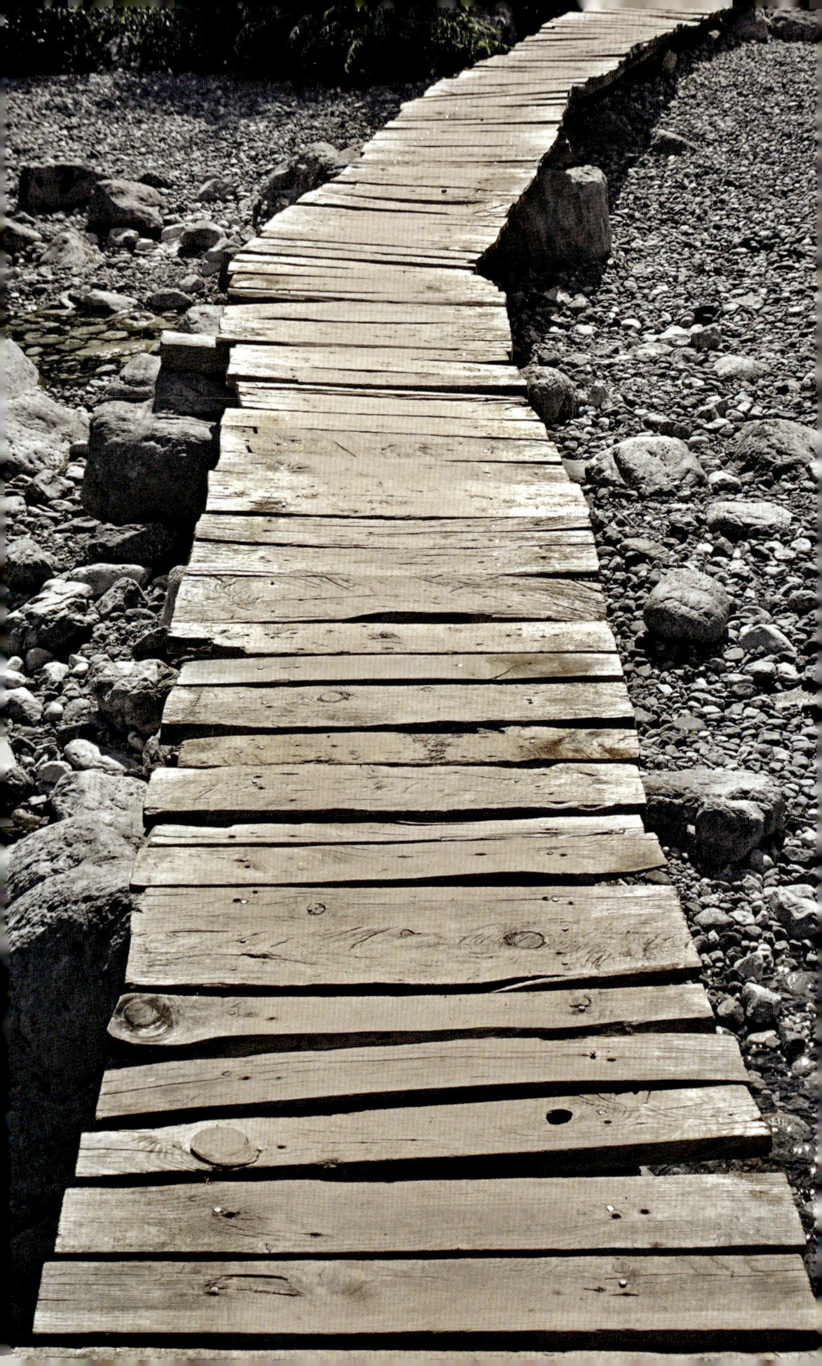

Inhalt

Vorwort

Dieses kleine Büchlein möchte durch eine Hildegard-Fastenwoche begleiten. Es will täglich die Motivation stärken und Hilfestellungen bieten, damit die Zeit des Fastens bewusst und mit Freude erlebt werden kann.

Der tägliche kleine „Brief" ist sehr persönlich gehalten und wendet sich direkt an den bzw. die Fastenden. Er vermittelt das Gefühl, dass zur selben Zeit auch noch andere Personen mitfasten und man somit nicht alleingelassen ist. Die Texte führen mit sanfter Strenge und gleichzeitig liebevoll durch die kostbare Zeit des Fastens und so kann jede Fasterin und jeder Faster Tag für Tag umblättern und sich dem Ziel nähern.
Die Briefe enthalten praktische Impulse und erinnern an die notwendigen und wertvollen Rituale. Damit wollen sie den Willen stärken, wenn sich der innere Schlendrian einstellen möchte.

Die Zitate aus den Schriften der heiligen Hildegard von Bingen sind Inspiration und können durch einen Fastentag tragen, wenn man sie sich zwischendurch in Erinnerung ruft. Die meditativen Fotos laden ein innezuhalten, langsamer zu werden und nach innen zu horchen.

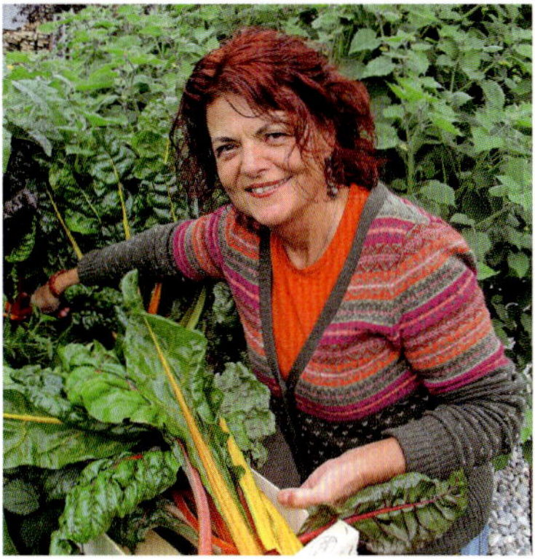

Dieser kleine Begleiter ist für Fastenerfahrene gleichermaßen geeignet wie für Anfänger, und wer mehr Information möchte, findet diese im „großen Bruder" dieses Büchleins, meinem Buch „Einfach fasten", das ebenfalls im Tyrolia-Verlag erschienen ist. Eine praktische Einkaufsliste und übersichtliche Rezepte sind wertvolle Ergänzungen und ein kleiner Leitfaden für den „idealen Fastentag" erleichtert den Überblick. Für die ersten Tage nach der Fastenzeit gibt es ebenfalls wertvolle Anregungen und konkrete Essensvorschläge.

So wünsche ich euch allen eine aufschlussreiche, interessante und vor allem wohltuende Fastenzeit, Hildegards Segen und dazu
alles Liebe.

Brigitte

Fasten öffnet Türen nach innen

Ich freue mich,
euch durch diese
ganz besondere Zeit
begleiten zu dürfen.

Herzlich
Brigitte

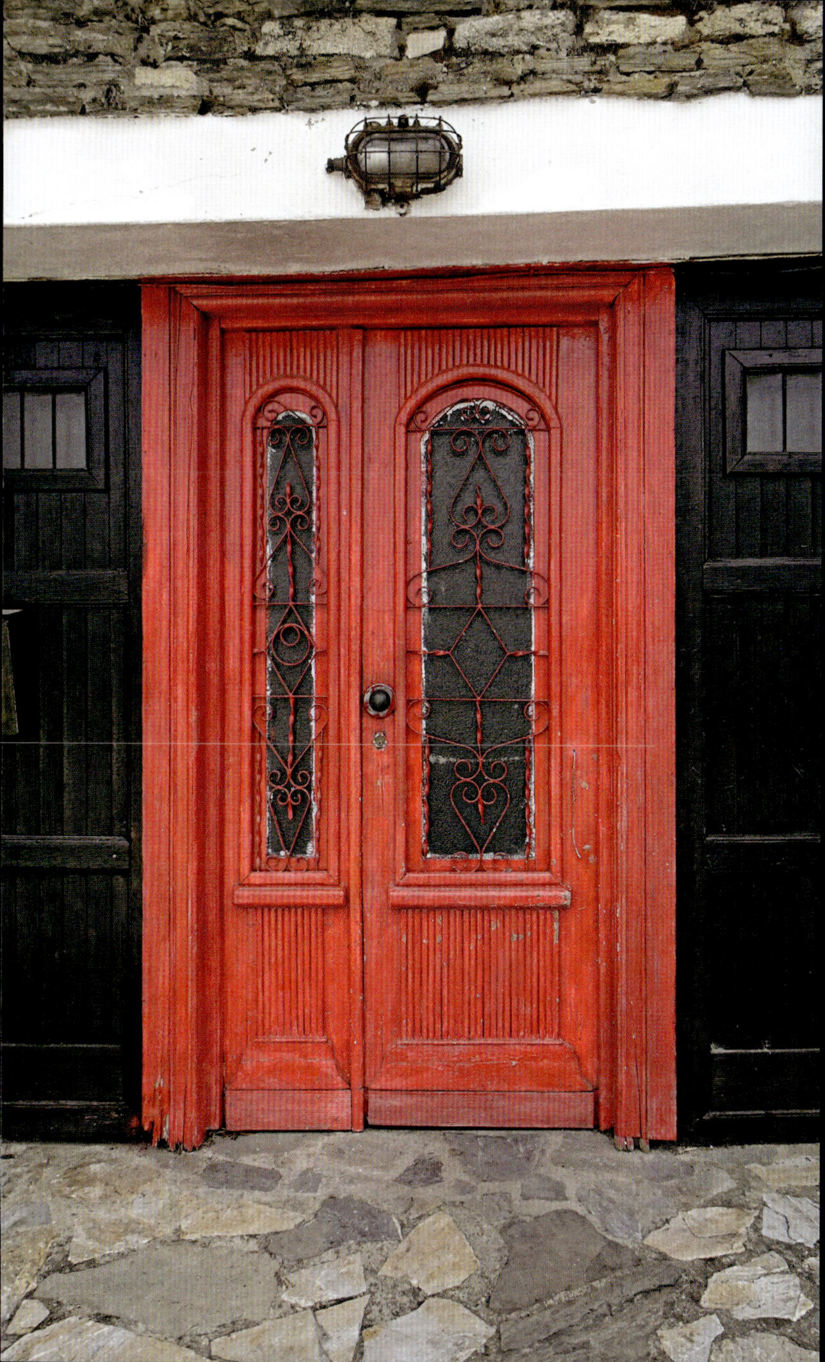

Einkaufstag

Liebe Fastenwillige,

heute ist ein guter Tag, um die notwendigen Vorbereitungen zu treffen und alles einzukaufen, was ihr in der Fastenwoche braucht. Es erleichtert diese Woche, wenn ihr im Vorfeld bereits alles zuhause habt und ihr dadurch während der Zeit des Fastens den Verlockungen beim Einkaufen erst gar nicht ausgesetzt seid.

Für die Fastenmahlzeiten und für Zwischendurch benötigt ihr:

Dinkelbrot
Dinkelgrieß
Hildegard-Suppenpulver (oder ihr bereitet die Gemüsebrühe selbst zu)
Dinkelkörner (zum Salat, eventuell)
Salat (eventuell)
Honig
Maronimehl – für den Maronihonig
Rotwein
Petersilie – für den Herzwein
Fencheltee bzw. Fenchelkörner
Flohsamen – zur Verdauungsförderung
Galgantwurzel – zum Kauen und für den Schmerzwein
Bertramwurzel (eventuell) – zum Kauen

Bertrampulver – zum Bertramziehen, Mundhygiene
Birnen
Birnbreipulver – für den Birnbrei
Selleriemischpulver (eventuell) – bei Muskel- und Gelenksschmerzen
Essig, Öl und Gewürze habt ihr bereits zuhause.

Für die Fastenrituale benötigt ihr:

Fürs Fußbad:
einen Kübel oder eine Fußwanne, Basenpulver oder Salz.

Für den Leberwickel:
ein großes Badetuch, ein kleines Frotteetuch und eine Wärmeflasche.

Für das Vollbad:
Basenpulver.

Zubereitungstag

Heute ist ein guter Tag, um den **Birnbrei** zuzubereiten, der euer Entschlackungsmittel sein wird. Bereitet auch den **Herzwein** zu, denn er ist tägliche „Pflicht", damit der Kreislauf stabil bleibt.

Und für etwaige schmerzliche Begleiterscheinungen wie Kopfweh oder Gliederschmerzen bereitet ihr sicherheitshalber auch den **Galgantwein** zu. Er hält lange und kann auch nach der Fastenzeit ein wertvolles Schmerzmittel bei Menstruationsbeschwerden, Rücken- oder Kopfweh sein.

Der **Maronihonig** ist die tägliche Belohnung und stärkt die Leber – deshalb bereitet ihr ihn am besten heute schon zu.

Wer mag und genügend Zeit und gute Laune hat, bäckt auch das **Brot** für die kommende Woche. Ansonsten könnt ihr es beim Bäcker eures Vertrauens kaufen. Wichtig ist, dass es reines Dinkelbrot aus einer Urdinkelsorte ist.

Dinkelkörner und **Grießsuppe** bereitet ihr sinnvollerweise am Sonntag oder Montag für mehrere Tage zu, denn beides hält sich im Kühlschrank 3 bis 5 Tage frisch. Ihr könnt dann jeweils die benötigte Menge aufwärmen.

Rezepte

BIRNBREI – BÄRWURZBIRNHONIG

Der Birnbrei ist das Entschlackungsmittel beim sanften Hildegardfasten und wird morgens nüchtern vor dem Zähneputzen und abends nach dem Zähneputzen eingenommen (jeweils 1 großer Teelöffel bzw. 1 Esslöffel).
Den Birnbrei mindestens 10 Tage, gerne auch länger einnehmen.

Zubereitung

1 kg reife Birnen	waschen, vierteln, Kerngehäuse entfernen und mit viel Wasser weichkochen. Wasser abgießen, Birnen pürieren.
35 g Gewürzmischpulver	mit
150 g Bienenhonig	aufwärmen und gut mischen. Das Birnenpüree beifügen und nochmals aufkochen lassen.

In Gläser abfüllen und im Kühlschrank (!) aufbewahren.
Die Tagesportion immer am Abend in ein separates Gefäß geben, damit der Birnbrei die notwendige Raumtemperatur hat.
Diese Menge reicht für 2 Personen für ca. 10 Tage bzw. für eine Person, wenn sie nach der Fastenzeit ihrem Darm noch etwas Gutes tun möchte.
Das **Birnbrei-Mischpulver** ist in Apotheken und im Hildegard-Fachhandel erhältlich und besteht aus 35 g Bärwurzpulver, 28 g Galgantpulver, 22 g Süßholzpulver und 15 g Bohnenkrautpulver.

DINKELBROT

Achtet beim Kauf auf reines Dinkelbrot und echte Dinkelsorten. Fragt den Bäcker eures Vertrauens. Esst bitte 2–3 Tage altes Dinkelbrot – es sättigt schneller, ihr kaut besser und lernt, gut auf den Geschmack zu achten.

DINKELGRIESSSUPPE

4–6 Esslöffel Dinkelgrieß	in einer Pfanne trocken anrösten, mit
1 Liter Wasser oder Gemüsebouillon	aufgießen und gut rühren, damit sich keine Klümpchen bilden. Mit
Galgant, Bertram, Quendel, Griechenklee (oder Hildegard-Suppenbrühe)	würzen und mindestens 20 (!) Minuten köcheln lassen. Zum Schluss
Salz und gehackte Kräuter	dazugeben.

DINKEL-KOPFSALAT

Nehmt nach Möglichkeit Kopfsalat. Es eignen sich aber auch Vogerlsalat oder andere Blattsalate. Bereitet euch ein schmackhaftes Dressing zu und verwendet frische Kräuter. Mischt den Blattsalat mit der Marinade und den gekochten Dinkelkörnern gut ab und lasst ihn 5–10 Minuten durchziehen; dadurch wird er leichter bekömmlich, die Marinade wirkt verdauungsfördernd. Zweimal gut durchmischen und frische Kräuter darüberstreuen.

MARINADE

Marinaden dürfen schmackhaft sein und auch Salz ist erlaubt.
Kräuter machen basisch und sind auch beim Fasten erwünscht.
Findet euer ideales Mischverhältnis von Öl und Essig, haltet euch aber doch beim Öl etwas zurück.
Verwendet Sonnenblumenöl, Kürbiskernöl oder andere hochwertige Öle, Weinessig, Balsamico, Salz, Galgant und Bertram.
Alles gut vermischen bzw. verrühren und ziehen lassen.
Bitte kein Olivenöl verwenden.
Ihr könnt eine größere Menge der Marinade zubereiten und im Kühlschrank aufbewahren.

DINKELKÖRNER

1 kg Dinkelkörner	mit 2 l Wasser kalt aufsetzen. Wenn das Wasser kocht,
Galgant und Bertram	dazugeben und ca. 40 Minuten bei geschlossenem Deckel köcheln lassen. Dann erst
Salz	dazugeben und weitere 20 Minuten aufquellen lassen.

Dinkelkörner halten den Blutzuckerspiegel lange hoch und ihr habt dadurch lange kein Hungergefühl. Einen Teil dieser Menge einfrieren und bei späterer Verwendung wieder erwärmen bzw. erhitzen oder eine kleinere Menge zubereiten.

FENCHEL, FENCHELTEE

Fenchel wirkt basisch und ist das ideale Fastengetränk.
1 Kaffeelöffel Fenchelkörner mit einem Liter kochendem Wasser übergießen und 3–5 Minuten ziehen lassen. In eine Thermoskanne abfüllen und über den Tag verteilt trinken.

GALGANTWEIN – SCHMERZWEIN

½ l Rotwein	und
1 gehäuften Kaffeelöffel Galgantwurzeln	10 Min. kochen, abfiltern und in Flaschen füllen.

Galgantwein hilft bei Schmerzen aller Art, die während des Fastens auftauchen (können). Einen Schluck Wein warm trinken (im Mund „anwärmen" und dann erst schlucken).

HERZWEIN – PETERSILIENHONIGWEIN

1 Liter Rot- oder Weißwein	mit
10 Stängel Petersilie	und
2 Esslöffel Weinessig	zusammen aufkochen und 20 Minuten (bei geschlossenem Deckel 😉) köcheln lassen. Abseihen und (ohne Petersilie) mit 3 Esslöffel Honig nochmals bei geringer Hitze 5 Minuten köcheln lassen und in Flaschen abfüllen.

Der Herzwein hilft bei Herz- und Kreislaufproblemen sowie bei Wetterfühligkeit; er wirkt stimmungsaufhellend auf unser Gemüt. Ihr könnt ihn das ganze Jahr über trinken, beim Fasten ist er schöne „Pflicht", damit der Kreislauf stabil und die Stimmung gut bleibt.

MARONIHONIG – LEBERMITTEL

500 g Bienenhonig	erwärmen und mit
120 g Maronimehl	so lange gut verrühren, bis keine Mehlklümpchen mehr sichtbar sind.

Der Maronihonig stärkt die Leber, die gerade beim Fasten viel zu tun hat. Auch bei Traurigkeit hilft dieses Heilmittel, da die Leber bei Kummer und Sorgen, aber auch bei Zorn sehr gefordert ist.

Die Leber arbeitet in der Zeit von 1.00 bis 3.00 Uhr nachts am intensivsten. Wer in diesem Zeitraum oft aufwacht oder schlecht schläft, sollte auch außerhalb der Fastenzeit am Abend 1 Kaffeelöffel Maronihonig einnehmen, um die Leber zu stärken und somit Schlafproblemen vorzubeugen.

Mahlzeiten während der Fastenwoche

Es ist wichtig, die Mahlzeiten einzuhalten, damit der Stoffwechsel nicht auf Sparmodus wechselt und es nach dem Fasten nicht zum unliebsamen Jo-Jo-Effekt kommt. Wer das 16-Stunden-Fasten probieren möchte, kann selbstverständlich das Frühstück oder das Abendessen ausfallen lassen und damit eine interessante Erfahrung machen.

DINKELBROT-FASTEN

Beim reinen Dinkelbrot-Fasten fallen das Kochen und die Zubereitung von Suppe bzw. Salat weg.
Zum Frühstück, zu Mittag und als Abendessen so viel Dinkelbrot essen, dass sich ein Sättigungsgefühl einstellt, und dazu Fencheltee oder Kräutertee trinken.

DINKELBROT-FASTEN MIT SUPPE

Das Dinkelbrot-Fasten mit Suppe eignet sich vor allem für Menschen, die leicht frieren.

Frühstück
So viel Dinkelbrot essen, dass sich ein Sättigungsgefühl einstellt, und dazu Fenchel- oder Kräutertee trinken.

Mittagessen und Abendessen
Dinkelgrießsuppe (nicht zu dünn und nicht zu dick) langsam löffeln, bis sich ein Sättigungsgefühl einstellt. Dazu Fenchel- oder Kräutertee trinken.

DINKELBROT-FASTEN MIT DINKEL-KOPFSALAT

Diese Form des Hildegard-Fastens wird von Menschen geschätzt, denen es eher zu warm ist und die pikante Speisen bevorzugen.

Frühstück
So viel Dinkelbrot essen, dass sich ein Sättigungsgefühl einstellt, und dazu Fenchel- oder Kräutertee trinken.

Mittagessen
Eine Portion Dinkel-Kopfsalat

Abendmahlzeit
Dinkelgrießsuppe

Es gibt noch weitere Varianten des Hildegard-Fastens, aber dies würde den Rahmen dieses Büchleins sprengen. Hierfür darf ich auf das Buch „Einfach fasten" (240 Seiten) verweisen.

Die Seele ist die Grünkraft des Leibes.
Wenn der Mensch gemäß
dem Wunsche der Seele wirkt,
werden alle seine Werke gut.

Hildegard von Bingen

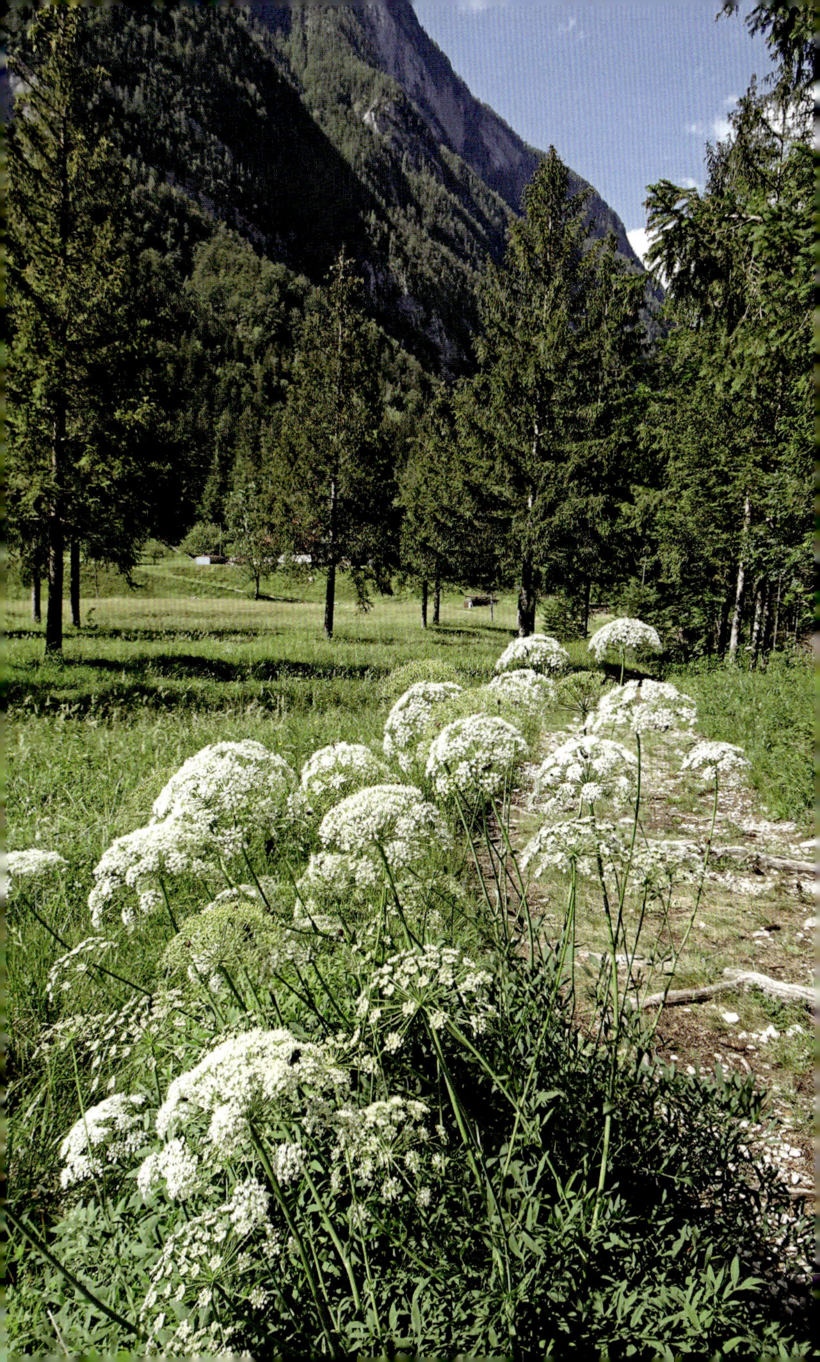

Liebe Fasterinnen und Faster,

heute ist **Samstag** und ihr habt euch entschlossen, etwas für eure Gesundheit, euer körperliches und seelisches Wohlbefinden, etwas für eure „Grünkraft" zu tun.

Es ist der erste Ausleitungstag und ihr dürft noch „fast alles". 😊
Ihr verzichtet aber bitte auf Kaffee, Alkohol und Fleisch und nehmt ab heute den **Birnbrei** ein.
Morgens nüchtern (vor dem Zähneputzen) einen Löffel (großer Kaffeelöffel oder ein Esslöffel) und abends nach dem Zähneputzen wieder. Lasst zwischen Birnbrei und Zähneputzen bitte mindestens 10 Minuten Abstand.

Versucht bereits heute einen Teil der **Rituale** einzubauen, zum Beispiel:

- etwas früher aufstehen
- Gymnastik oder Yoga praktizieren
- positive Gedanken fassen
- alltägliche Dinge bewusst und mit dem Gefühl der Dankbarkeit verrichten, etwa den Abwasch fröhlich erledigen oder die Dusche genießen.

Nehmt bereits ein **Fußbad** – oder richtet zumindest den Kübel und das Basenpulver (oder Salz) her. 😉 Für morgen und all die Tage danach.
Das tägliche Fußbad und der tägliche **Leberwickel** unterstützen die Entschlackung und sorgen dafür, dass die Nebenwirkungen ausbleiben bzw. sanft verlaufen. Die richtige Anwendung findet ihr auf Seite 57.

Geht an die **frische Luft**, schaltet das Handy aus (oder zumindest auf lautlos) und den Fernseher ganz aus. **Medienfasten** gehört die ganze Woche zum ganzheitlichen Fasten dazu und zeigt euch, wie viel Zeit uns allen „eigentlich" zur Verfügung steht. 😊

Ich wünsche euch einen guten Tag, einen sanften Fasteneinstieg und melde mich morgen wieder.

Herzlich
Brigitte

Wer sich erlaubter Dinge zu sehr enthält,
setzt sich der Gefahr aus,
anderer Tugenden überdrüssig zu werden.
Denn durch zu viel Enthaltsamkeit
nimmt die Begehrlichkeit zu und nicht ab.
Das ist weder Gott gemäß noch Gott zuliebe.

Hildegard von Bingen

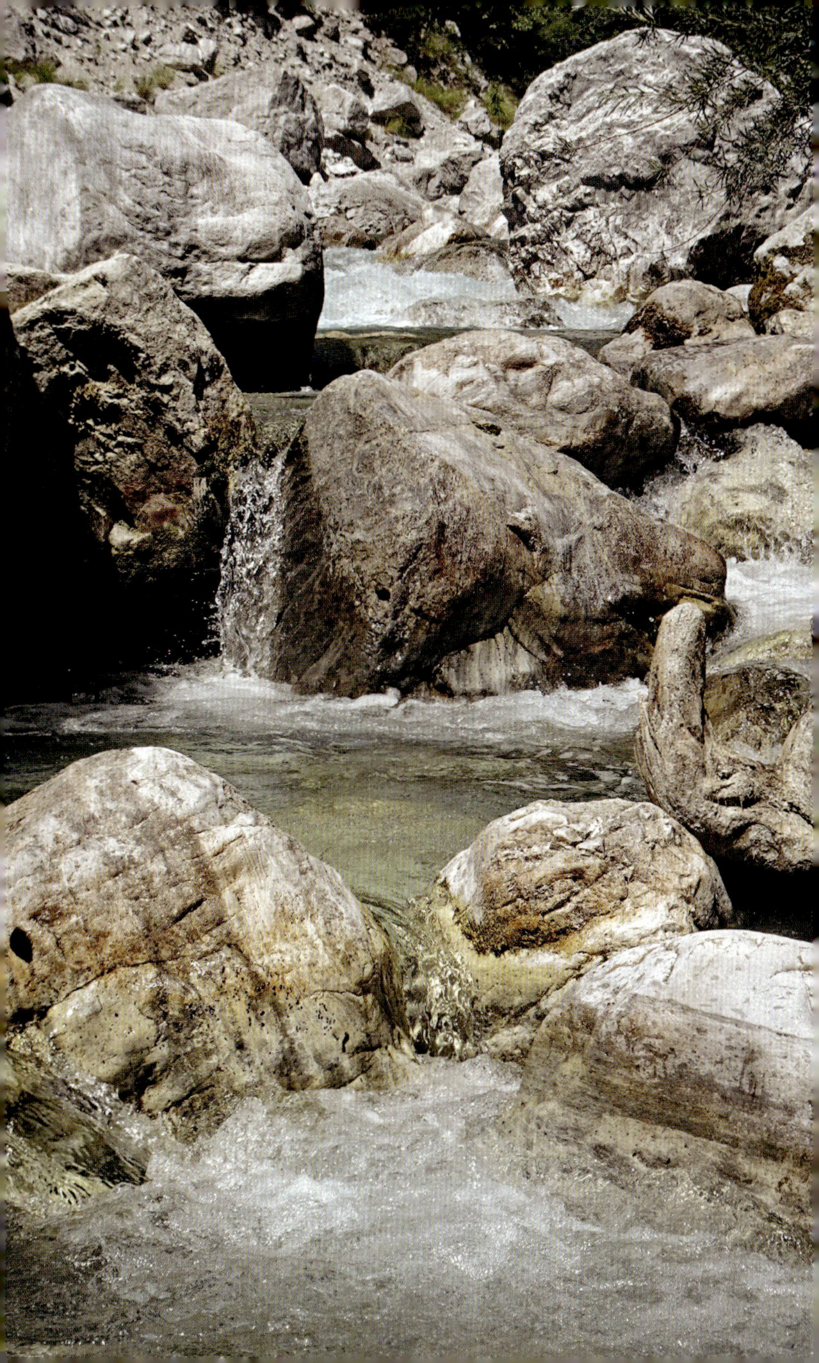

Liebe Fasterinnen und Faster,

heute ist **Sonntag**, der zweite Ausleitungstag – mit Birnbrei. 😊 Ihr könnt euch darauf verlassen, dass er auf sanfte Art ausleitet. Es gibt keine „rasanten oder großartigen Ergebnisse" wie mit Glaubersalz – aber er wirkt zuverlässig.

Wer eine träge Verdauung hat, kann diese mit **Flohsamen** anregen.
Dazu 1 Kaffeelöffel Flohsamen in wenig Wasser einweichen und nach ca. 15 Minuten trinken bzw. schlucken, danach unbedingt ¼ Liter Wasser oder Tee trinken, damit der Flohsamen im Darm nachquellen kann.
Ihr könnt den Flohsamen die ganze Woche nehmen, da er den Darm anregt und etwaigen Entzündungen im Darm vorbeugt. Ihr nehmt ihn am Abend oder auch am Morgen und, wenn euer Darm besonders träge ist, durchaus zweimal täglich. Aber trinken nicht vergessen! 😉

Bitte beachten:
Das Glas Birnbrei im **Kühlschrank** lagern und nur die Portion für den Abend und den nächsten Morgen in einem separaten Glas (Becher) bei Zimmertemperatur aufbewahren.

Auch wenn jetzt enthaltsame Tage kommen, „dürfen" wir noch einiges essen und trinken. Dabei sollen wir uns an die Mahlzeiten halten, um einen gewissen **Rhythmus** einzuüben. Und dies, ohne Kalorien zu zählen und ohne schlechtes Gewissen, denn bei zu viel Enthaltsamkeit nimmt die Begehrlichkeit zu – wie Hildegard sagt – und das wollen wir nicht. 😊

Deshalb könnt ihr heute schon den **Herzwein** probieren, den ihr die nächste Woche dreimal am Tag nehmt, damit euer Kreislauf stabil bleibt – und auch die gute Laune. Genießt den Sonntag als Ruhetag und schaltet Radio und Fernseher aus – das ist eine Wohltat und ein Geschenk an euch selbst.

In diesem Sinne wünsche ich euch einen feinen Tag und schick euch bis morgen

herzliche Grüße
Brigitte

Die Seele ist Lebenskraft
und Antrieb des Leibes.
Sie ergießt sich in den ganzen Körper.
Wenn sie mit Vernunft im Menschen wirkt,
verschafft sie ihm Genuss und nährt ihn.

Hildegard von Bingen

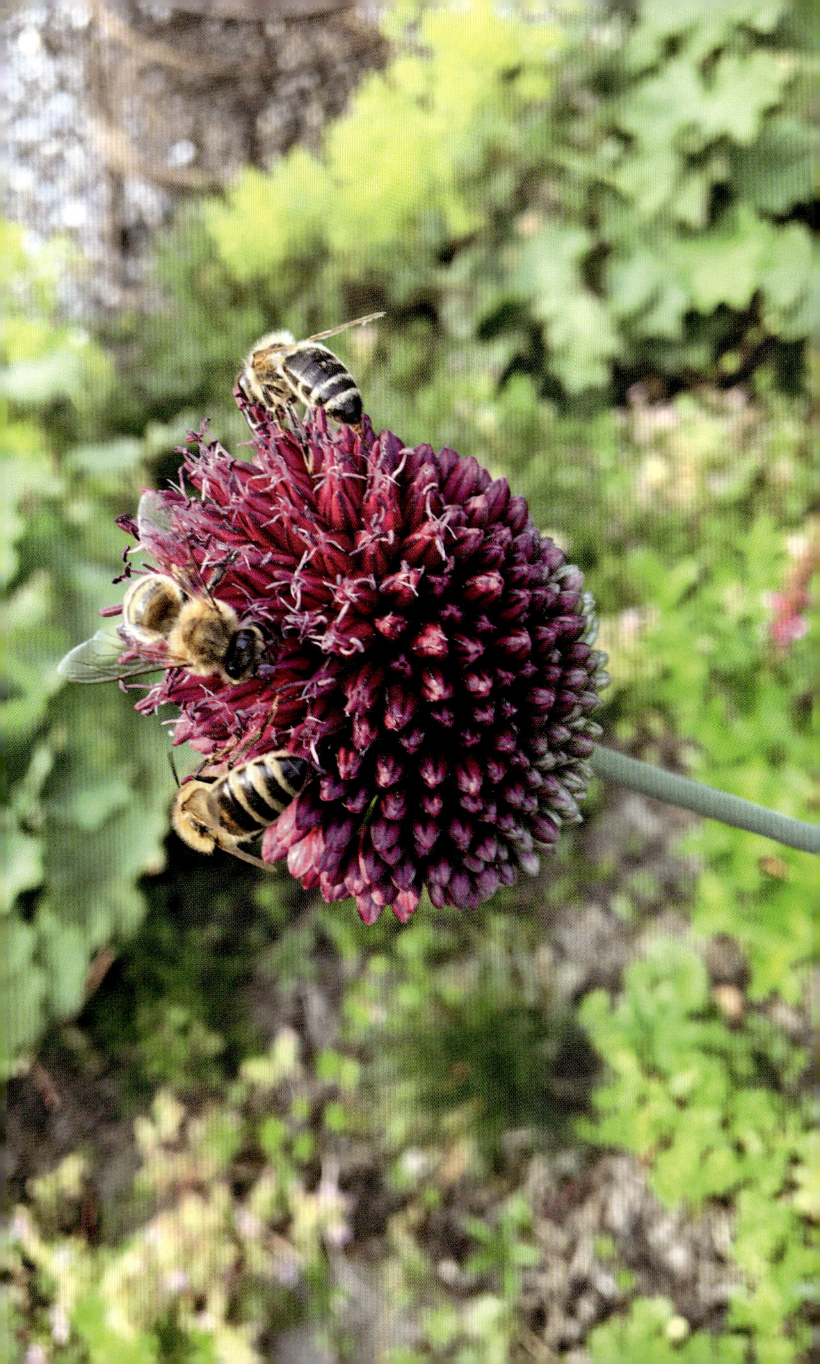

Liebe Fastende,

Montag – der erste Fastentag und ihr habt übers Wochenende bereits auf Fastenmodus umgestellt. 😊

Wer bisher noch keine Zeit für das **Fußbad** hatte, sollte unbedingt heute damit beginnen und es mit einer Tasse Tee genießen.
Achtet auf euer Hungergefühl und darauf, ob es tatsächlich körperlicher Hunger ist oder ein inneres Bedürfnis, denn auch die Seele sendet Signale.

Fußbad
In einen Kübel angenehm warmes Wasser füllen und 1 Esslöffel Salz oder Basenpulver dazugeben. Die Füße wadenhoch mindestens 20 Minuten darin baden und zwischendurch mit einem Waschlappen im Wasser abreiben.
Heißes Wasser griffbereit daneben stellen, damit die Temperatur immer angenehm ist.

Nachrichten und Fernsehen sind diese Woche unwichtig und deshalb schaltet ihr die Geräte nicht ein und habt dadurch viel Zeit für euch. Die große Welt bleibt diese Woche draußen, damit ihr euch um eure Innenwelt kümmern könnt. Jetzt ist die Zeit für eine gute **Lektüre** oder einfach zum **Nachdenken** und Nachspüren. Vielleicht probiert ihr es mit ein paar Zeilen **Tagebuch** 😉 und schreibt eine positive Begegnung des heutigen Tages oder einen fröhlichen Gedanken nieder.

Denkt bitte an all die kleinen Helfer wie den **Herzwein** und die **Galgantwurzel** für den Kreislauf oder an die **Fenchelkörner**, die einen angenehmen Geschmack im Mund erzeugen.

Trinken ist wichtig – aber nur temperiertes Wasser (kein Mineralwasser) und Fenchel- oder Kräutertee. Bitte keinen Schwarztee, Grüntee oder Früchtetee.

Beim **Essen** auf den Sättigungspunkt achten, langsam kauen – 30-mal wäre ideal – und Bissen für Bissen genießen.
Ihr dürft so viel Brot oder Suppe essen, wie ihr wollt. Wir zählen keine Kalorien, sondern hören auf unseren Körper.
Ich wünsche euch einen angenehmen Tag, einen geruhsamen Abend, eine gute Nacht mit aufschlussreichen Träumen und alles Gute! 😊

Liebe Grüße
Brigitte

Die Seele erblickt durch die Fenster der Augen das Licht und sie weiß sehr viel im Herzen und lässt viel davon in ihren Werken sichtbar werden.

Hildegard von Bingen

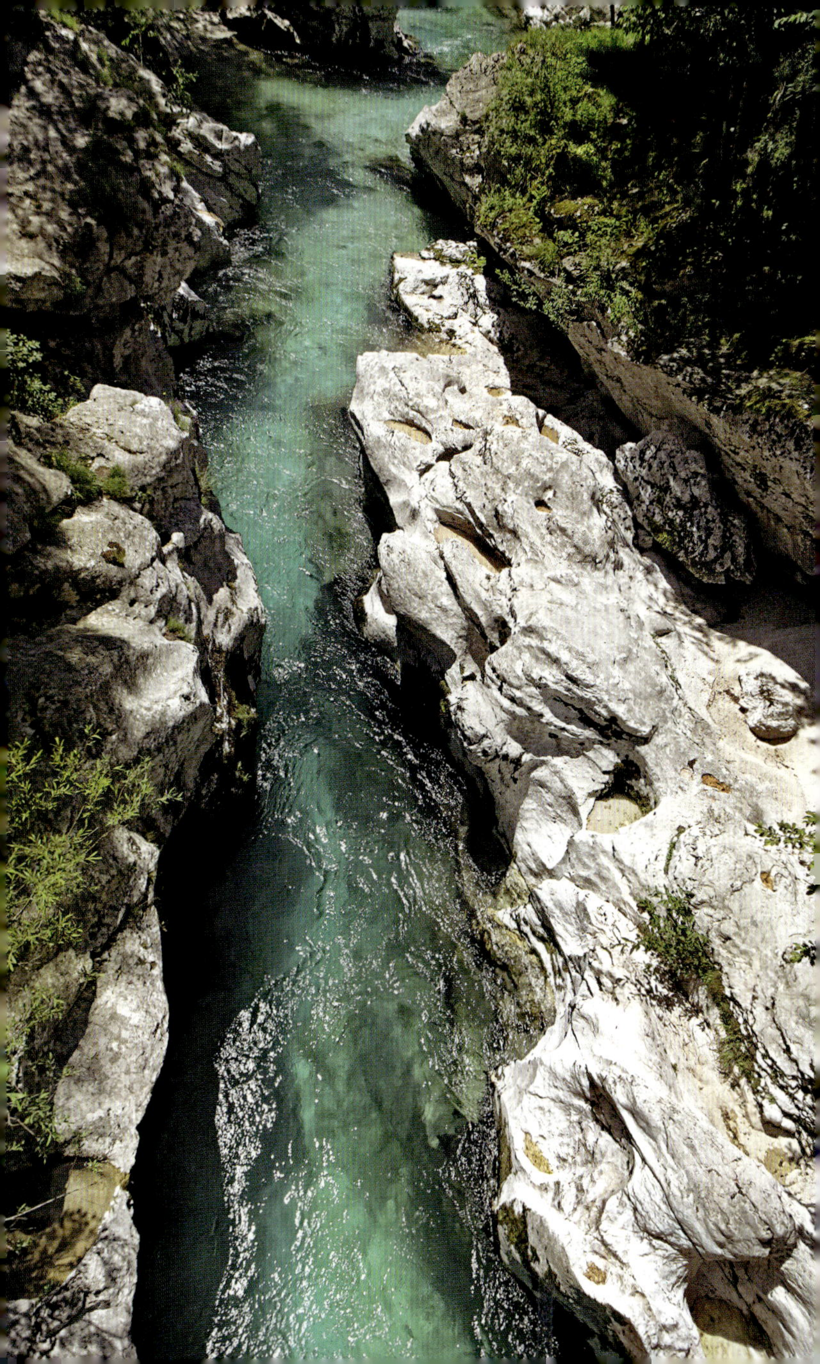

Liebe Fasterinnen und Faster,

heute **Dienstag** ist es euch schon richtig leicht gefallen, wenig zu essen, und ihr spürt, wie gut es euch tut.

Beobachtet euch – im Spiegel und auch innerlich:
Welche Gefühle und Bedürfnisse möchten sich zeigen?
Wie sind eure Stimmung und der Humor?
Wie sind eure Augen – heute und morgen und die Tage danach?
Wie tief lassen eure Augen blicken?

Wer noch nicht an der frischen Luft war und sich noch nicht ausreichend bewegt hat, kann dies auch noch gegen Abend tun. Und weil es dann nicht mehr viel zu tun gibt, geht ihr heute gerne **früh ins Bett**. Mit warmen Socken und vielleicht mit Wärmflasche – das erinnert an früher und tut dem Innenleben gut. 😊

Den **Leberwickel** macht ihr am besten beim Mittagsschläfchen. Wer berufstätig ist, kann ihn auch beim Heimkommen machen oder auch zum Einschlafen. Dann ist aber wichtig, dass der Wickel nicht auskühlt! Also nicht die ganze Nacht damit schlafen! 😉

Leberwickel

Ihr legt ein großes Badetuch auf die Couch (Bett) und legt euch mit nacktem Oberkörper darauf, gebt ein warmes und nasses Gästehandtuch auf euren rechten Oberbauch und darüber eine sehr warme Bettflasche. Dann wickelt ihr das Badetuch kompakt um euren Körper, deckt euch mit einer Decke zu und lasst den Wickel mindestens 20 Minuten, maximal 1 Stunde wirken.

Ich wünsche euch einen angenehmen Tag und bis morgen!

Alles Liebe
Brigitte

Die Seele steht auch im Dienst der Gedanken
und die Gedanken sind für die Seele
wie das Schreibtäfelchen, auf das geschrieben wird.

Hildegard von Bingen

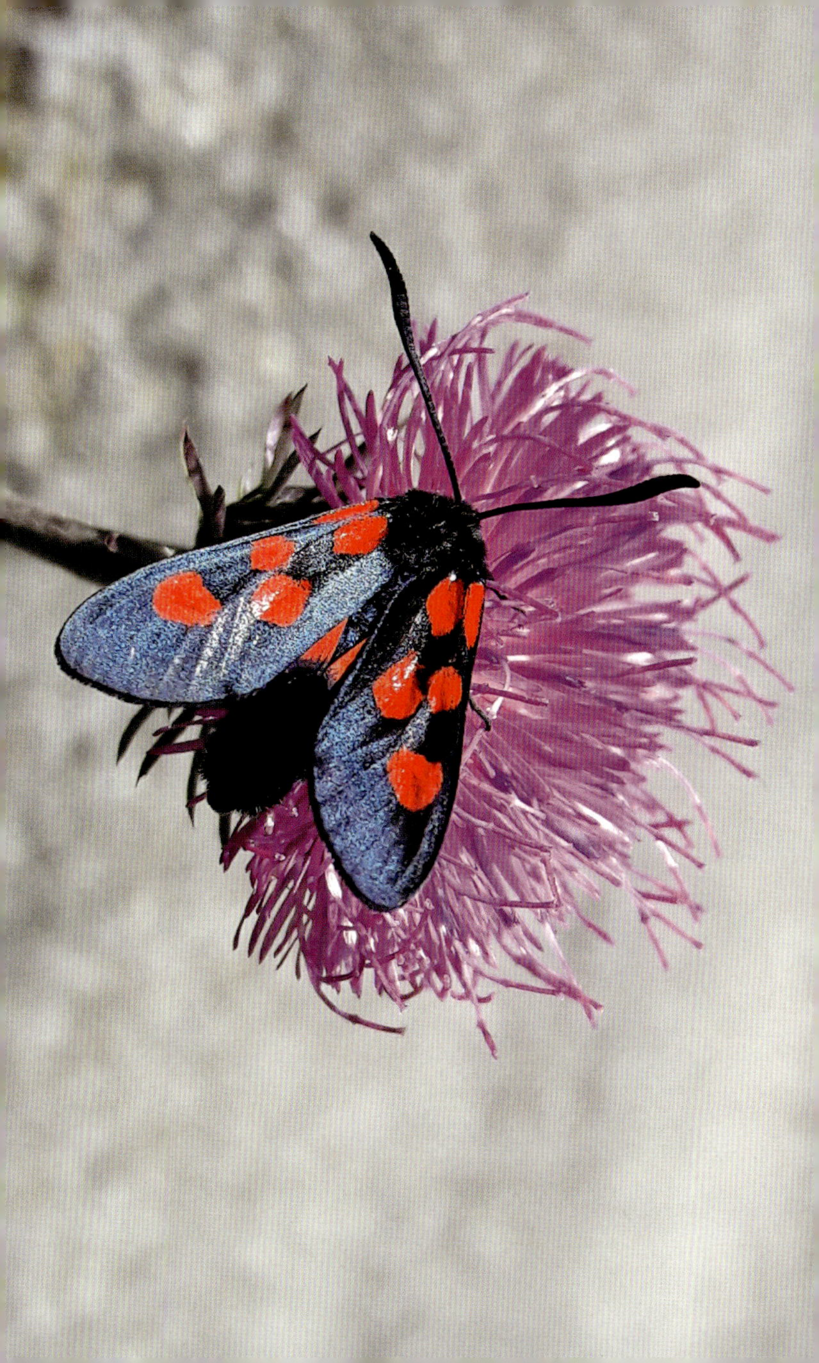

Liebe alle,

Mittwoch, dritter Fastentag – Halbzeit 😊 und Grund genug für einen Extralöffel **Maronihonig** und eine Umarmung mit einem Schulterklopfer! Wenn euch ein Familienmitglied, eine Freundin oder ein Freund beim Fasten unterstützt oder die Fastenwoche mitmacht, gibt es gegenseitiges Schulterklopfen. 😉
Ihr seid noch voll motiviert, denn Halbzeit ist großartig: Die eine Hälfte liegt schon hinter euch und die spannende andere Hälfte liegt noch vor euch. 😉

Probiert das **Bertramziehen**, wenn ihr es bisher noch nicht gemacht habt, denn Bertram reinigt euren Mund- und Rachenraum, bringt die Kopfsäfte zum Fließen und gibt einen angenehm frischen Atem.
Zwei Messerspitzen Bertrampulver einspeicheln und 5 bis 10 Minuten durch die Zähne ziehen, ausspucken und den Mund mit Wasser ausspülen. Wenn ihr es vor oder nach dem Zähneputzen macht, bitte zehn Minuten Abstand lassen, damit sich die Wirkung voll entfalten kann.

Wenn der Tag heute stressig war, die Zeit für **bewusstes Atmen** nicht gereicht hat, macht heute Abend noch ein paar **Dehnungsübungen** und atmet genüsslich und langsam ein und vor allem gut wieder aus. Stellt euch vor, wie euer Atem euch innerlich sanft streichelt und wärmt.

Verwöhnt eure Füße nach dem Fußbad zudem mit einer sanften **Massage** und warmen Socken.

Denkt an eine Person, die ihr schon lange kontaktieren oder besuchen wolltet und schreibt eine **Karte** – oder, wenn das zu aufwändig ist, eine SMS.

Schreibt eure heutigen **Gedanken** und **Gefühle** auf, versucht euch an einen **Traum** zu erinnern und schreibt auch diesen auf. Wenn unsere Gedanken die Schreibtäfelchen unserer Seele sind, finden wir einen guten Zugang zu unserem Innenleben und können lernen, auf unsere Gedanken zu achten, denn sie werden zu unserer Wirklichkeit.

Lasst den Fernseher noch immer ausgeschaltet und stellt euer Handy auf lautlos. 😉 Das nennt man derzeit ***digital detox*** – und es wirkt auf unserer mentalen und seelischen Ebene hervorragend.

Ich wünsche euch einen sanften und wohligen Tag und bis morgen.

Alles Liebe
Brigitte

Die Elemente nehmen
jede menschliche Eigenschaft
in sich auf und schwingen,
den Werken des Menschen folgend, mit.

Hildegard von Bingen

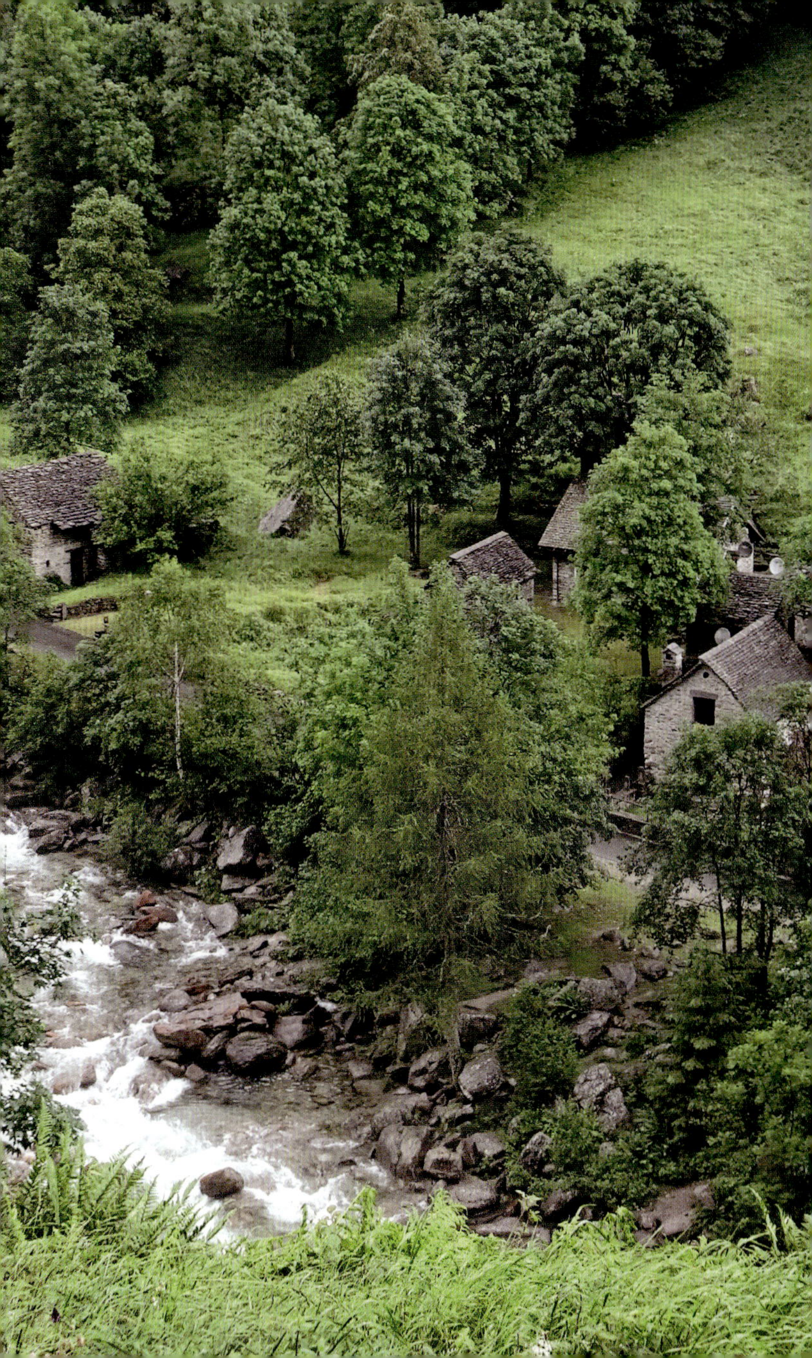

Liebe Fastende,

heute **Donnerstag** habt ihr die Fastenhürden und etwaigen Schmerzen zum Großteil überstanden. Ihr seid gedanklich und innerlich frei und könnt am Abend die warme Stube genießen oder doch noch eine kleine Runde an die frische Luft gehen. Ihr kennt die wohltuenden Rituale bereits alle und braucht von mir heute keine guten Tipps. 😉

Da ihr heute wohlgelaunt und fröhlich seid, bedanken sich die **Elemente** bei euch, denn wir sind laut Hildegard von ihnen abhängig und sie von uns.

Vielleicht konntet ihr einen Termin für eine **Massage** oder eine wohltuende Anwendung ausmachen oder ihr besucht eine sanfte Yogastunde.

Ihr könnt ein **Vollbad** bei Kerzenschein nehmen oder in die Sauna gehen, ihr genießt einen Herzwein mehr oder horcht eure Wohlfühlmusik. Ihr kramt in alten Fotos oder in euren Erinnerungen.
Ihr horcht nach innen oder lauscht in die Nacht. Ihr nehmt eure Gefühle wahr und spürt vielleicht eine Sehnsucht. Oder ihr geht früh zu Bett oder, oder, oder …

Wie immer ihr den heutigen Tag und Abend verbringt – ich wünsche euch heute eine wunderbare, gute Nacht und schick euch deshalb ein sanftes Gedicht, das in eure Träume sickern soll.

Still bei Nacht berührt

Wenn die Engel
still bei Nacht
Schritt für Schritt
die Leiter vom Himmel
zur Erde heruntersteigen,
dann wünsche ich dir,
dass sie deine Seele streifen
im Vorübergehen
und dich spüren lassen,
dass du ihnen
in deinen segensreichen Seiten
gleichst.

Christa Spilling-Nöker

Alles Liebe
Brigitte

Wenn die Gedanken süß und angenehm sind,
dann verraten die Augen, die Ohren und
die Sprache des Menschen Freude.
Die Augen des Menschen sind
ähnlich dem Firmament geschaffen,
sie sind die Fenster der Seele.

Hildegard von Bingen

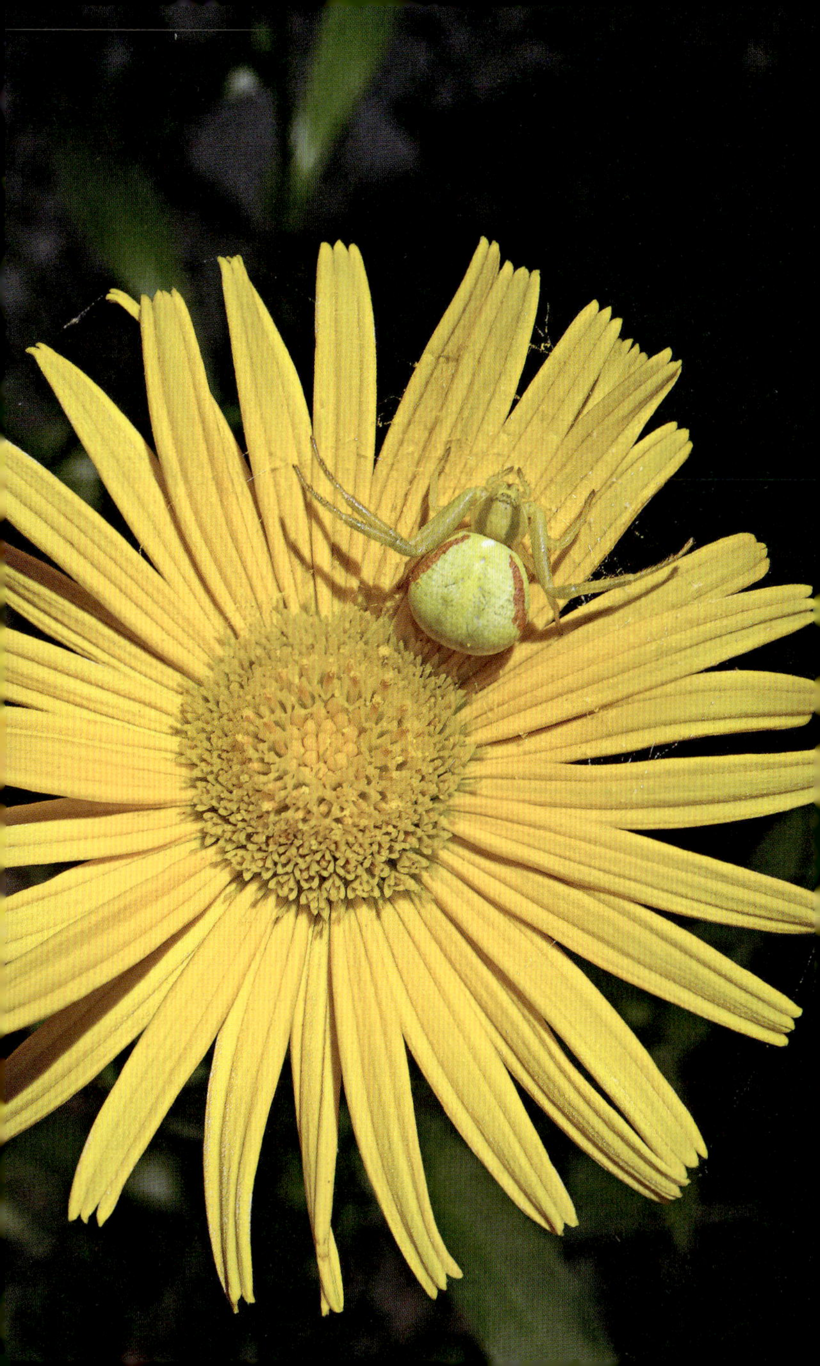

Guten Tag ihr Lieben und Braven,

es ist **Freitag** und ihr müsst nur noch einmal schlafen, 😉 dann beginnt euer letzter Fastentag.

Betrachtet euch heute ganz bewusst im **Spiegel**. Seht die klaren Augen, spürt die weiche Haut und die glatten Zähne. Und ihr dürft heute auch auf die Waage schauen – aber ihr spürt es ja sowieso am Hosenbund. 😉

Vielleicht bemerkt ihr, dass eure **Sinne** sensibler und eure **Gedanken** klarer geworden sind. Nehmt diese klaren Gedanken wahr und lasst sie in eure anstehenden Entscheidungen einfließen. Schreibt noch etwas in euer Tagebuch und lest nach, was ihr am Anfang der Woche notiert habt. Spürt auch nach, wie es um eure innere Ruhe und Gelassenheit bestellt ist.

Nehmt eure **Gefühle** wahr und nehmt sie ernst – nehmt euch selbst und eure **Bedürfnisse** ernst und teilt euch den anderen mit, damit sich etwas ändern kann, wenn ihr das möchtet.

Den Leberwickel und das Fußbad macht ihr schon ganz automatisch – und mittlerweile gerne. 😊

Genießt die fernsehfreie Zeit, lasst das Handy weiterhin auf lautlos und hört am besten gar nicht oder zumindest nur einmal am Tag die Nachrichten ab. Lasst Google & Co. außen vor und die Welt sich drehen – es ist noch immer eure **Fasten-Exklusivzeit**. 😉

Alles Liebe
Brigitte

Wie dem Herz das Gemüt innewohnt,
so birgt die Seele das Gewissen.
Deshalb werden durch sie
alle Werke des Menschen vollbracht.

Hildegard von Bingen

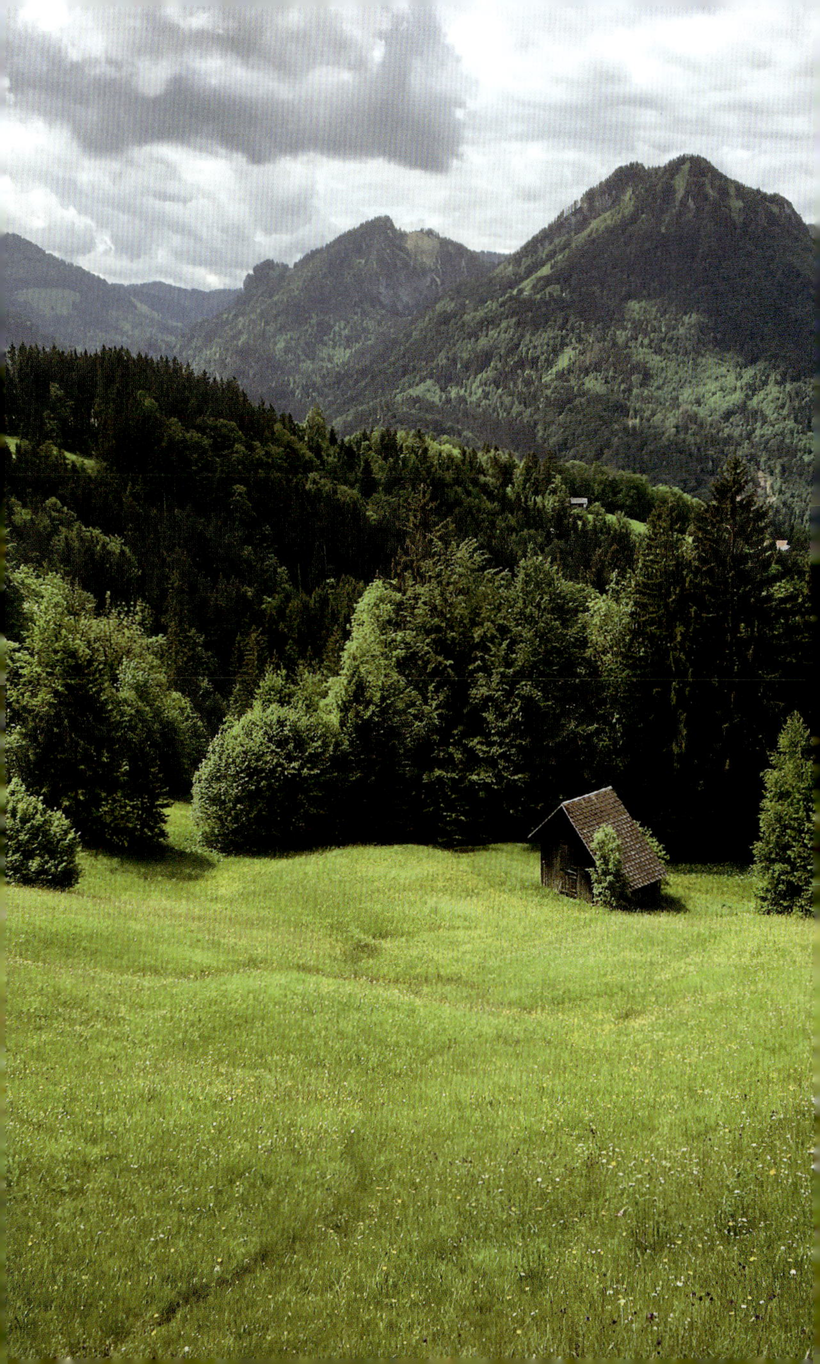

Samstag – 6. und letzter Fastentag

Liebe alle,

ihr wart großartig!!! Heute ist **Samstag** und somit der letzte Fastentag, und wahrscheinlich werden euch die täglichen Anregungen fehlen, denn es war ja fast wie Adventskalender-Türchen öffnen. 😉
Ihr dürft bald wieder aus eurem Schneckenhäuschen heraus und achtsam die Welt da draußen beobachten und bei euren guten Vorsätzen bleiben.

Genießt heute noch die Ruhe – mit all den **kleinen Ritualen** – und freut euch auf das Frühstück morgen am Sonntag.
Auch wenn der Samstag schon verlockend ist und ihr das Wochenende am liebsten heute schon feiern möchtet,
ist es doch noch ein echter Fastentag.

Haltet euch bitte noch zwei Tage kulinarisch zurück und genießt das leichte Körpergefühl und den klaren Geist.
Lasst Fleisch, Kaffee und Alkohol noch weg und achtet in den kommenden Tagen darauf, worauf ihr „wirklich" Gusto habt.
Auch an den Tagen danach sind leichte Speisen sinnvoll.
Nehmt den Birnbrei bitte so lange, bis das Glas leer ist – auch wenn ihr wieder normal esst. Ihr könnt ihn aber auch mehrere Wochen nehmen, um eure Darmflora zu pflegen.

Behaltet bei, was euch gutgetan hat, denn Fußbad und Leberwickel sind auch ohne Fasten eine Wohltat. Gymnastik hält euch geschmeidig und ausreichend Schlaf hält den Geist wach.

Bei Hildegard spielt die Lebensfreude eine wichtige Rolle und so wünsche ich euch viel Freude an allem, was euch umgibt und interessiert.

Fühlt euch umarmt und vom Leben gehalten und getragen. 😊

Alles Liebe
Brigitte

Liebe Fastenbrecher und Fastenbrecherinnen, 😊

es ist **Sonntag** – euer erster Nachfastentag und ihr werdet an allem Genuss finden, wenn ihr euch noch etwas zurückhaltet und auf das langsame und bewusste Kauen achtet. Ihr werdet merken, dass ihr schnell satt seid und dass euer Geschmacks- und Geruchsempfinden sehr sensibel ist.

Trinkt zum **Frühstück** bitte noch keinen Kaffee, sondern Tee nach Wahl. Wurst, Käse und Eier wären jetzt zu schwer und würden das gute und leichte Fastengefühl gleich wieder trüben. Freut euch über frisches Brot mit ein bisschen Butter und wenig Marmelade oder Honig. Zum sanften Anfang nach einer sanften Fastenwoche reichen ein „Hauch Butter und ein Schleier Marmelade". 😉
Wer es lieber pikant mag, kann etwas Ziegenfrischkäse oder einen Gemüseaufstrich genießen.
Auch ein warmes **Hildegard-Habermus** oder ein **Grießmus** mit Zimt oder Apfel sind ein sonntäglicher Genuss.

Zum **Mittagessen** eignen sich heute z. B.
Dinkelnudeln mit gedünsteten Gemüsestreifen oder
Gemüselaibchen mit Salat.

Zum **Abendessen** bereitet ihr euch eine
Maronisuppe zu oder macht euch
Maroniomeletten mit einer Frischkäsefülle oder mit Marmelade.

Liebe Nicht-mehr-Fasterinnen und -Faster, 😊

es ist **Montag** – euer zweiter Nachfastentag und die Verlockungen sind zwar groß, aber euer Wohlbefinden und eure Leichtigkeit sind ein derart gutes Gefühl, dass ihr es noch länger beibehalten wollt, und deshalb übt ihr euch noch in vornehmer Zurückhaltung. 😉

Zum **Frühstück** gibt es heute – und sinnvollerweise auch all die Tage danach – ein kräftigendes **Hildegard-Habermus**.
Bereitet euch auf Vorrat dafür eine Trockenmischung zu:
500 g feine Dinkelflocken, 1 Tasse Rosinen,
1 Tasse klein geschnittene Marillen (oder Datteln, Maulbeeren etc.),
1 Tasse gehackte Mandeln,
je ca. 1 Kaffeelöffel Zimt, Galgant und Bertram,
1 Prise Salz und Rohrohrzucker (nach Belieben)
vermengen und in einem Vorratsglas aufbewahren.
Pro Person 1 Tasse dieser Mischung mit 1–2 Tassen Wasser aufkochen und 3–5 Minuten auf der ausgeschalteten Herdplatte quellen lassen. Nach Belieben einen Apfel dazuraffeln oder Naturjoghurt unterrühren.

Als **Mittagessen** könnt ihr heute einen flotten **Risotto** aus **Dinkelreis** machen und diesem Fenchel oder Rote Beete beigeben. **Kürbisröstinchen** wären ebenfalls eine kleine Köstlichkeit.

Zum **Abendessen** bereitet ihr – je nach Jahreszeit – eine Gemüsecremesuppe aus **Kürbis**, **Randig**, **Karotten** oder **Fenchel** zu.

Wenn eine Tür sich schließt, öffnet sich eine andere

Nach dieser ganz besonderen Zeit des Fastens wünsche ich euch neue Perspektiven, Leichtigkeit und freudvolle Momente.

Von Herzen
Brigitte

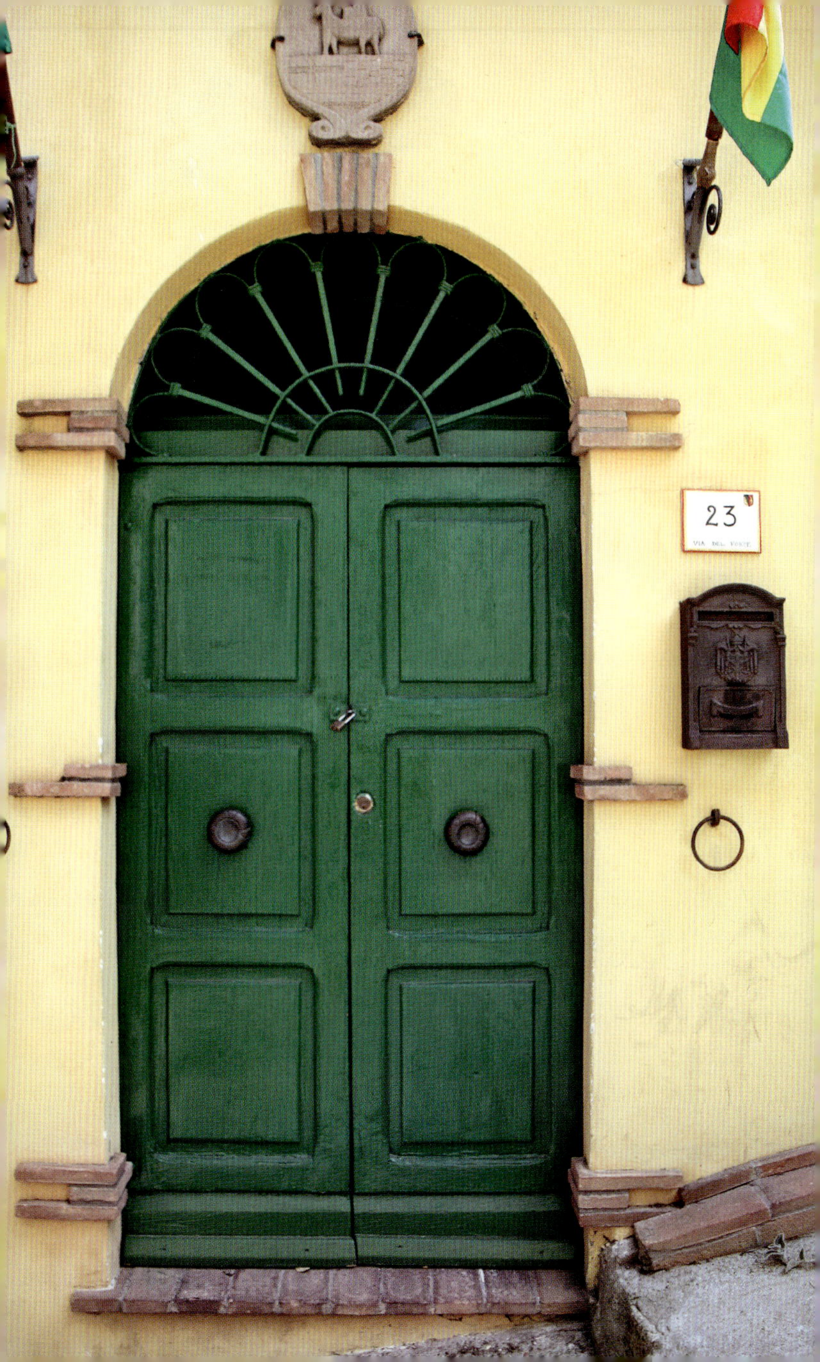
23

Anwendungen (alphabetisch)

Basenbad

Basenpulver ist in der Apotheke oder Drogerie erhältlich.
Gebt 2 bis 3 Esslöffel in die Badewanne und gönnt euch zwei- bis dreimal in der Fastenwoche ein Vollbad. Ersatzweise könnt ihr auch Salz verwenden. Genießt dieses angenehm warme Basenbad mindestens 20 Minuten, besser jedoch bis zu einer Stunde. 😊 Immer wieder mit einem Waschlappen über die Haut streichen und bei Bedarf warmes Wasser nachfließen lassen.

Bertramziehen

Nicht nur während des Fastens ist das Bertramziehen als Mundhygiene wunderbar. Ein bis zwei Messerspitzen Bertrampulver einspeicheln und 5 bis 10 Minuten durch die Zähne ziehen, ausspucken und den Mund mit Wasser ausspülen.
Es beseitigt Keime, bringt die Kopfsäfte zum Fließen und gibt einen angenehm frischen Geschmack.

Flohsamen

1 Kaffeelöffel Flohsamen in ca. 50 ml Wasser 10 Minuten quellen lassen und trinken bzw. schlucken. Unbedingt ¼ Wasser oder Tee danach trinken, damit die Flohsamen im Darm nachquellen können. Die Flohsamen erleichtern die Verdauung und leiten zusätzlich belastende Stoffe aus. Ihr könnt sie am Abend oder am Morgen in eure Begleitmaßnahmen einbauen und bei hartnäckigem Stuhlgang auch zweimal täglich einnehmen.

Fußbad

Das tägliche Fußbad ist beim Fasten Pflicht. Füllt in einen Kübel angenehm warmes Wasser und gebt 1 Esslöffel Salz oder Basenpulver dazu. Die Füße wadenhoch mindestens 20 Minuten darin baden und zwischendurch mit einem Waschlappen die Füße im Wasser abreiben. Heißes Wasser griffbereit daneben stellen, damit die Temperatur immer angenehm ist.

Galgantwurzel

Zur Stärkung des Kreislaufs und bei Kältegefühl untertags öfter Galgantwurzel kauen. Galgant hat zudem antibakterielle, antivirale und antimykotische Wirkung und wirkt entzündungshemmend. Galgant schützt unsere Körperzellen vor dem Eindringen von Viren.

Leberwickel

Der Leberwickel entgiftet auf sanfte Art und ist beim Fasten tägliche Pflicht, um die Leber zu unterstützen und etwaigen Schmerzen vorzubeugen. Ihr legt ein großes Badetuch auf die Couch (Bett) und legt euch mit nacktem Oberkörper darauf, gebt ein warmes und nasses Gästehandtuch auf euren rechten Oberbauch und darüber eine sehr warme Bettflasche. Dann wickelt ihr das Badetuch kompakt um euren Körper, deckt euch mit einer Decke zu und lasst den Wickel mindestens 20 Minuten, maximal 1 Stunde wirken.

Mittagsschlaf

Der Mittagsschlaf ist angenehme Pflicht und unterstützt unsere Leber, lässt unsere Gedanken auftauchen und unsere Seele baumeln. Idealerweise dauert der Mittagsschlaf 20 Minuten. Wenn ihr durch das Fasten müde seid und genug Zeit habt, könnt ihr in der Fastenwoche aber auch einen Nachmittag verschlafen, denn der Reinigungsprozess strengt euren Körper an.

Selleriemischpulver

Das Pulver ist in Apotheken und im Hildegardhandel erhältlich. Es hilft bei rheumaartigen Schmerzen (ähnlich wie Muskelkater), die während des Fastens stärker werden, und auch bei Gelenksschmerzen. Mehrmals täglich ½ bis einen ganzen Teelöffel pur oder auf einem Stückchen Brot einnehmen und schlucken.

Tee

Tee immer dünn zubereiten und beim Fasten keine Schwarz-, Grün- oder Früchtetees verwenden. Am besten eignet sich Fencheltee.

Wasser

Wasser sollte immer Zimmertemperatur haben und täglich sollten 2 Liter getrunken werden.

Begleitmaßnahmen in der Fastenwoche

Fasten wirkt nachhaltiger und wohltuender, wenn es von einigen Maßnahmen begleitet ist. Es wird nicht möglich sein, dass ihr alles, was hier aufgelistet ist, an einem einzigen Tag ausführt. Es sind Anregungen, die ihr im Laufe einer ganzen Woche jedoch einbauen solltet, um einen spürbaren Unterschied zu den „Alltagswochen" zu erkennen.
Einige der Begleitmaßnahmen, wie z. B. die Einnahme des **Birnbreis**, des **Herzweins, Fußbad**, Ruhephase mit **Wickel** und **Bewegung**, sind aber unbedingt täglich einzuhalten.

Es ist sinnvoll, für die Zeit des Fastens alle Termine abzusagen, die nicht unbedingt notwendig sind. Es ist auch wichtig, die Familie von der geplanten Fastenzeit in Kenntnis zu setzen und nach Möglichkeit auch einzubinden, da gemeinsames Fasten verbindet und das Verständnis stärkt.
Die Auflistung ist chronologisch – der ideale Tag beginnt am Morgen mit Gymnastik und Birnbrei und endet am Abend mit dem Birnbrei. 😊

Nach der mentalen Einstellung auf das Fasten ist es wohltuend, wenn ihr am Morgen genügend Zeit habt. Stellt euch daher den Wecker eine halbe Stunde früher als üblich und beginnt mit:

Morgenerwachen

Streckt und dehnt euch genussvoll im Bett, gebt die Füße in die Höhe und fahrt „Luftrad", um den Kreislauf in Schwung zu bringen. Denkt dabei an etwas Schönes.

Einnahme des Birnbreis

Nehmt am Morgen nüchtern (15 Minuten vor dem Zähneputzen) 1 Esslöffel Birnbrei ein. Er ist das Entgiftungs- und Entschlackungsmittel. Legt euch noch einige Minuten ins warme Bett und genießt das sanfte Erwachen.

Morgengymnastik

Gymnastikübungen oder Yoga könnt ihr vor oder nach der Dusche oder im Laufe des Tages praktizieren. Hauptsache ihr bewegt euch und bleibt geschmeidig. 😊

Bürstenmassage

Eine regelmäßige Bürstenmassage vor der Dusche regt die Verdauung an, entfernt alte Hautschüppchen und gibt somit ein schönes Hautbild.

Morgendusche

Die morgendliche Dusche könnt ihr selbst zu einem besonderen Ritual machen. Sie kann neben der äußerlichen Reinigung auch zur inneren Reinigung beitragen, wenn ihr euch vorstellt, wie ihr alles Belastende einfach wegwascht und dem Wasser übergebt.

Meditation
Meditation oder Gebet unterstützen euch in eurem Fastenprozess. Wer am Morgen keine Zeit hat, verschiebt sie auf den Abend.

Bewegung
Wenn es eure Zeit zulässt, macht gleich nach dem Frühstück einen Spaziergang, auf jeden Fall aber im Laufe des Tages. Bewegung und Sauerstoff unterstützen euren Fastenerfolg.

Bertramziehen
Das Bertramziehen ist eine wunderbare Mundhygiene und gibt einen angenehmen Geschmack im Mund. Ein bis zwei Messerspitzen Bertrampulver einspeicheln, fünf bis zehn Minuten durch die Zähne ziehen und anschließend ausspucken. Den Mund mit Wasser ausspülen.

Herzwein trinken
Der Herzwein stärkt den Kreislauf und ist beim Hildegardfasten unverzichtbar. Trinkt täglich 3-mal einen Schluck davon, bei Bedarf durchaus öfter.

Maronihonig
Bei Schwächegefühl, Heißhunger oder Stimmungsproblemen hilft der Maronihonig. Er stärkt zusätzlich die Leber und hilft auch bei Einschlafproblemen. Täglich einen Kaffeelöffel genießen.

Kauen von Galgant, Kubebe, Süßholz, Fenchel, Nelke
Findet euren Lieblingsgeschmack, probiert aus und kaut die Gewürze untertags für einen guten Geschmack im Mund und gegen andere Gelüste.

Flohsamen
Nehmt bei träger Verdauung gleichzeitig zum Birnbrei morgens und abends den Flohsamen wie im Rezept auf Seite 56 beschrieben.

Selleriemischpulver
Es hilft bei rheumaartigen Schmerzen (ähnlich wie Muskelkater), die während des Fastens auftreten können. Bei Gelenks- und Muskelschmerzen mehrmals täglich einen Kaffeelöffel des Pulvers einnehmen.

Mittagsruhe
Nach dem Mittagessen ist ein kurzer Mittagsschlaf Pflicht. Er sollte im Alltag nicht länger als 20 Minuten dauern. Wenn ihr durch das Fasten sehr müde seid, könnt ihr auch einen Nachmittag verschlafen, denn der Fastenprozess kostet viel Kraft und Energie.

Leberwickel
Der Leberwickel unterstützt die Leber bei ihren Entgiftungsaufgaben. Deshalb sollt ihr ihn unbedingt täglich machen. Wenn ihr mittags keine Zeit dafür habt, holt ihr es im Laufe des Abends oder beim Zubettgehen nach.

Nachmittagsspaziergang und freudvolle Aktivitäten

Nach dem Abendessen wäre eine gute Zeit für Gespräche mit Familienangehörigen und/oder mit Fastenpartnern. Aber auch Aktivitäten wie Singen, Spielen oder Meditieren, die im Alltag meist zu kurz kommen, könnt ihr während der Fastenzeit mit Freude zu neuem Leben erwecken.

Sauna, Massage, Fußbad

Nehmt euch die Zeit für einen Saunabesuch oder eine Massage und genießt die Möglichkeiten. Seht das als Privileg und macht euch rechtzeitig einen Termin aus. Das Fußbad macht ihr bitte täglich.

Abendmeditation

Begebt euch auf eine Reise in euren wunderbaren Körper und visualisiert eure Organe. Bedankt euch zum Beispiel bei eurer Leber für die unermüdliche Entgiftung, beim Darm für seine konstante Verdauung, bei euren Lungen für das ständige Funktionieren. Legt die Hand auf euer Herz, spürt wie es schlägt und nehmt wahr, was ihr fühlt.

Einnahme des Birnbreis

Nehmt am Abend nach dem Zähneputzen 1 Esslöffel Birnbrei ein und macht euch keine Sorgen wegen Karies.

Bezugsquellen für Hildegard-Produkte

Einfach Leben Naturladen
Dorf 40, A-6235 Reith im Alpbachtal
www.hildegard-einfachleben.at

Hildegard-Naturprodukte St. Hildegard-Posch GmbH
Am Weinberg 23, A-4880 St. Georgen
www.HildegardvonBingen.at

Salvator Mundi
Karthäuserstraße 2, A-3292 Gaming
www.salvator-mundi.at

Hildegard Naturhaus Hönegger GmbH
Ersperding 3, A-5232 Kirchberg b. M.
www.hildegardmedizin.at

Hildegards Laden
Puntigamer Straße 88–90, A-8041 Graz
www.hildegards-laden.com

Maria Adam Naturprodukte
Au bei der Traun 33, A-4623 Gunskirchen
www.maria-adam.com

Zähringer Apotheke
Zähringerplatz 17, D-78464 Konstanz
www.hildegard-vertrieb-breindl.de

Hildegard Center
Marktstätte 28, D-78462 Konstanz
https://hildegard.center

Bio Paradies
Albertus-Magnus-Platz 5, I-39057 St. Michael / Eppan (Südtirol)
www.bioparadies.it